Made in the USA
Las Vegas, NV
05 October 2021

31784607R00069